Acqua Pura a Portata di Casa

Guida agli Impianti ad 

Osmosi Inversa

Indice

Appendice

- A.1 Domande Frequenti
- A.2 Risorse Utili
- A.3 Glossario

Introduzione

L'acqua è una risorsa essenziale per la vita e la salute umana. Tuttavia, non tutta l'acqua che scorre dai nostri rubinetti è sicura da bere. Contaminanti come cloro, metalli pesanti, pesticidi, e microorganismi possono compromettere la qualità dell'acqua, con potenziali rischi per la salute. In questo contesto, gli impianti ad osmosi inversa rappresentano una soluzione efficace e sempre più popolare per garantire acqua pura e sicura nelle abitazioni.

L'Importanza dell'Acqua Pura

La qualità dell'acqua che consumiamo ha un impatto diretto sulla nostra salute e benessere. Bere acqua contaminata può causare una serie di problemi di salute, dalle infezioni gastrointestinali a malattie croniche. Inoltre, l'acqua di scarsa qualità può influire negativamente anche su altri aspetti della vita quotidiana, come il sapore degli alimenti e delle bevande, la condizione della pelle e dei capelli, e la durata degli elettrodomestici.

Cosa è l'Osmosi Inversa?

L'osmosi inversa è una tecnologia avanzata di purificazione dell'acqua che utilizza una membrana semipermeabile per rimuovere impurità e contaminanti. Questo processo è altamente efficace nel produrre acqua di elevata purezza, eliminando oltre il 99% delle sostanze indesiderate. Originariamente sviluppata per applicazioni industriali e militari, l'osmosi inversa è ora ampiamente disponibile per uso domestico, offrendo una soluzione accessibile e affidabile per migliorare la qualità dell'acqua potabile.

Perché Scegliere un Impianto ad Osmosi Inversa?

Gli impianti ad osmosi inversa offrono numerosi vantaggi rispetto ad altre tecnologie di filtrazione:

- **Efficacia Superiore**: Rimuovono una gamma più ampia di contaminanti rispetto ai filtri tradizionali.
- **Qualità dell'Acqua**: Producono acqua di gusto migliore e più sicura da bere.

- **Convenienza**: Eliminano la necessità di acquistare acqua in bottiglia, con risparmi economici significativi.
- **Sostenibilità**: Riduzione dell'uso di plastica e dell'impatto ambientale associato alla produzione e al trasporto di acqua in bottiglia.

Obiettivi del Libro

Questo libro è stato scritto con l'obiettivo di fornire una guida completa e dettagliata sugli impianti ad osmosi inversa per uso domestico. Attraverso i vari capitoli, esploreremo:

- I principi fondamentali dell'osmosi inversa e come funziona questa tecnologia.

- I numerosi benefici per la salute e l'ambiente derivanti dall'uso di impianti ad osmosi inversa.

- Una guida pratica all'installazione e alla manutenzione degli impianti.

- Testimonianze e casi di successo di famiglie che hanno scelto questa soluzione.

- Tendenze future e innovazioni nel campo della purificazione dell'acqua.

Chi dovrebbe leggere questo libro?

Questo libro è destinato a chiunque sia interessato a migliorare la qualità della propria acqua potabile. Se sei un genitore preoccupato per la salute dei tuoi figli, un proprietario di casa che cerca di ridurre i costi dell'acqua in bottiglia, o semplicemente qualcuno che vuole vivere in modo più sostenibile, troverai in queste pagine informazioni utili e ispirazione per fare una scelta informata.

La Promessa dell'Acqua Pura

In un mondo in cui la qualità dell'acqua non è sempre garantita, gli impianti ad osmosi inversa offrono la promessa di acqua pura, sicura e deliziosa direttamente dal rubinetto di casa tua. Investire in un sistema di osmosi inversa significa investire nella salute e nel benessere della tua famiglia, oltre a contribuire positivamente all'ambiente. Con questo libro, speriamo di guidarti attraverso tutto ciò che c'è da sapere su questa straordinaria tecnologia, aiutandoti a fare una scelta che migliorerà la tua vita quotidiana.

Capitolo 1: Comprendere l'Osmosi Inversa

1.1 Cos'è l'Osmosi Inversa?

L'osmosi inversa (RO, dall'inglese "Reverse Osmosis") è un processo di purificazione dell'acqua che si basa su un principio naturale: l'osmosi. Per comprendere appieno l'osmosi inversa, è utile partire dal concetto di osmosi, un fenomeno fisico che si verifica in natura.

L'Osmosi in Natura

L'osmosi è il movimento spontaneo di molecole d'acqua attraverso una membrana semipermeabile da una soluzione a bassa concentrazione di soluti (come sali e zuccheri) a una soluzione ad alta concentrazione di soluti. Questo processo continua fino a quando le concentrazioni di soluti su entrambi i lati della membrana si equilibrano. Un esempio comune di osmosi è l'assorbimento dell'acqua da parte delle radici delle piante dal suolo.

L'Osmosi Inversa: Un Processo Ingegnerizzato

L'osmosi inversa, come suggerisce il nome, è l'inversione del processo naturale di osmosi. Utilizzando una pressione superiore alla pressione osmotica naturale, l'acqua viene forzata attraverso una membrana semipermeabile da una soluzione ad alta concentrazione di soluti a una soluzione a bassa concentrazione di soluti. Questo processo permette di separare l'acqua pura dalle impurità e dai contaminanti presenti.

La membrana semipermeabile è il cuore dell'impianto ad osmosi inversa. Essa è progettata per consentire il passaggio delle molecole d'acqua, mentre blocca altre sostanze, come sali, metalli pesanti, batteri e virus.

1.2 Il Processo di Filtrazione

Il processo di osmosi inversa si svolge attraverso diverse fasi di filtrazione, ciascuna delle quali ha un ruolo specifico nel garantire la purezza dell'acqua. Di seguito sono descritti i principali stadi di un tipico impianto ad osmosi inversa per uso domestico.

Fase 1: Pre-Filtrazione

La prima fase del processo di osmosi inversa è la pre-filtrazione, che ha l'obiettivo di rimuovere le particelle più grandi e proteggere la membrana osmotica. I pre-filtri comunemente utilizzati includono:

- **Filtro a Sedimenti**: Rimuove sedimenti, sabbia, ruggine e altre particelle solide presenti nell'acqua. Questo filtro previene l'intasamento e il danneggiamento della membrana osmotica.
- **Filtro a Carbone Attivo**: Rimuove cloro, composti organici e altre sostanze chimiche che possono danneggiare la membrana e influire sul sapore e sull'odore dell'acqua. Il cloro, in particolare, è nocivo per la membrana e deve essere eliminato prima che l'acqua raggiunga la fase di osmosi inversa.

Fase 2: Filtrazione ad Osmosi Inversa

Nella seconda fase, l'acqua pre-filtrata viene forzata attraverso la membrana semipermeabile. Questa membrana ha pori microscopici che permettono solo il passaggio delle molecole d'acqua, trattenendo i contaminanti. Tra le impurità rimosse ci sono:

- **Sali Disciolti**: Come sodio, calcio, magnesio e altri ioni che contribuiscono alla durezza dell'acqua.
- **Metalli Pesanti**: Inclusi piombo, mercurio, arsenico e cadmio, che possono essere dannosi per la salute.

- **Microorganismi**: Batteri, virus e parassiti vengono eliminati, garantendo un'acqua microbiologicamente sicura.
- **Sostanze Chimiche**: Nitrati, pesticidi, erbicidi e composti chimici industriali sono efficacemente rimossi.

Fase 3: Post-Filtrazione

Dopo aver attraversato la membrana osmotica, l'acqua passa attraverso un post-filtro a carbone attivo, che svolge le seguenti funzioni:

- **Miglioramento del Gusto e dell'Odore**: Rimuove eventuali residui di cloro e composti organici che potrebbero influire negativamente sulle proprietà organolettiche dell'acqua.

- **Finitura della Purificazione**: Assicura che eventuali tracce di contaminanti rimasti vengano eliminate, fornendo un'acqua finale di qualità eccellente.

Fase 4: Stoccaggio e Dispensazione

L'acqua purificata viene poi immagazzinata in un serbatoio di accumulo, pronta per essere utilizzata. La presenza di un serbatoio garantisce una fornitura continua di acqua purificata, anche durante i periodi di utilizzo intensivo. L'acqua può essere dispensata tramite un rubinetto dedicato installato sul lavello della cucina.

1.3 Componenti di un Impianto ad Osmosi Inversa

Un impianto ad osmosi inversa per uso domestico è composto da diversi componenti chiave, ciascuno dei quali contribuisce al funzionamento efficiente del sistema. Ecco i principali:

- **Membrana Semipermeabile**: Il componente centrale che

separa l'acqua dai contaminanti.

- **Pre-Filtri e Post-Filtri**: Filtri a sedimenti e a carbone attivo per la pre- e post-filtrazione.
- **Pompa di Pressione**: In alcuni sistemi, una pompa aumenta la pressione dell'acqua per migliorare l'efficacia della filtrazione.
- **Serbatoio di Accumulo**: Conserva l'acqua purificata pronta per l'uso.
- **Valvole e Connettori**: Componenti che regolano il flusso dell'acqua e garantiscono la connessione sicura tra le diverse parti del sistema.

1.4 Applicazioni dell'Osmosi Inversa

Oltre all'uso domestico, l'osmosi inversa trova applicazione in una vasta gamma di settori, dimostrando la sua versatilità e efficacia:

- **Industria Alimentare e delle Bevande**: Per la produzione di acqua pura necessaria in vari processi produttivi.
- **Trattamento delle Acque Reflue**: Utilizzata per purificare l'acqua industriale prima dello scarico o del riutilizzo.
- **Desalinizzazione dell'Acqua di Mare**:

Un'importante tecnologia per ottenere acqua potabile in regioni con scarse risorse di acqua dolce.

- **Farmaceutica e Biotecnologia**: Necessaria per ottenere acqua ultrapura richiesta in vari processi e applicazioni.

Conclusione del Capitolo 1

L'osmosi inversa rappresenta una tecnologia di punta nella purificazione dell'acqua, capace di garantire livelli di purezza ineguagliabili rispetto ad altre tecniche di filtrazione. Comprendere il funzionamento e i vantaggi dell'osmosi inversa è fondamentale per apprezzare appieno il valore di un impianto domestico, che non solo assicura un'acqua sicura e gustosa, ma contribuisce anche al benessere e alla salute di tutta la famiglia. Nei capitoli successivi, esploreremo più dettagliatamente i benefici e le applicazioni pratiche di questa straordinaria tecnologia.

Capitolo 2: I Benefici degli Impianti ad Osmosi Inversa

2.1 Purezza dell'Acqua

Uno dei principali vantaggi degli impianti ad osmosi inversa è la capacità di fornire acqua di altissima purezza. La membrana semipermeabile, cuore del sistema, riesce a trattenere un'ampia gamma di contaminanti, garantendo un'acqua più sicura e sana. Vediamo nel dettaglio i vari contaminanti che vengono eliminati e i benefici derivanti da un'acqua così purificata.

Rimozione dei Contaminanti

- **Sali Disciolti e Minerali Inorganici**: Gli impianti ad osmosi inversa sono estremamente efficaci nella rimozione di sali disciolti come sodio, calcio, magnesio e potassio, che possono contribuire alla durezza dell'acqua e causare incrostazioni nei tubi e negli elettrodomestici.

- **Metalli Pesanti**: Elementi come piombo, mercurio, arsenico e cadmio sono notoriamente pericolosi per la salute umana. L'osmosi inversa riesce a rimuoverli efficacemente, riducendo il rischio di malattie croniche e disturbi neurologici.

- **Prodotti Chimici Organici e Inorganici**: Pesticidi, erbicidi e residui di farmaci sono comuni contaminanti dell'acqua potabile. La tecnologia dell'osmosi inversa è capace di eliminare questi composti, assicurando che l'acqua sia libera da sostanze chimiche potenzialmente nocive.

- **Microrganismi Patogeni**: Batteri, virus e parassiti vengono eliminati grazie alla filtrazione meccanica attraverso la membrana semipermeabile, garantendo un'acqua microbiologicamente sicura.

Vantaggi della Purezza dell'Acqua

- **Salute e Benessere**: Bere acqua pura riduce l'esposizione a sostanze tossiche e patogeni, contribuendo a prevenire una serie di malattie e a migliorare il benessere generale.

- **Qualità della Vita**: Un'acqua priva di contaminanti è fondamentale per persone con particolari condizioni di salute, come i neonati, gli anziani e coloro che soffrono di malattie croniche o immunodepressione.

2.2 Salute e Sicurezza

La sicurezza dell'acqua potabile è una preoccupazione crescente, e gli impianti ad osmosi inversa offrono una soluzione affidabile per garantire acqua priva di contaminanti. Approfondiamo i benefici specifici per la salute.

Protezione contro le Malattie

- **Malattie Gastrointestinali**: Eliminando batteri e virus, come E. coli, norovirus e giardia, l'osmosi inversa previene infezioni gastrointestinali che possono causare diarrea, nausea e altri sintomi debilitanti.

- **Malattie Croniche**: La rimozione di metalli pesanti e sostanze chimiche riduce il rischio di sviluppare malattie croniche come il cancro, problemi renali e disturbi neurologici.

- **Effetti Positivi su Bambini e Anziani**: I bambini, con i loro sistemi immunitari ancora in sviluppo, e gli anziani, spesso con un sistema immunitario più debole, traggono particolari benefici dall'acqua purificata tramite osmosi inversa, riducendo il rischio di infezioni e malattie.

Qualità della Pelle e dei Capelli

L'acqua purificata può avere benefici anche per la pelle e i capelli. L'acqua dura, ricca di sali minerali, può causare secchezza e irritazione della pelle, oltre a lasciare residui sui capelli. L'acqua trattata con osmosi inversa, essendo priva di queste impurità, contribuisce a mantenere la pelle idratata e i capelli più sani e brillanti.

2.3 Miglior Gusto e Odore

L'acqua purificata tramite osmosi inversa non solo è più sicura, ma ha anche un sapore e un odore migliori rispetto all'acqua di rubinetto non trattata. Questo rende l'acqua più piacevole da bere e migliora il gusto di cibi e bevande preparati con essa.

Eliminazione del Cloro e dei Composti Organici

Il cloro, comunemente utilizzato per la disinfezione dell'acqua municipale, può lasciare un retrogusto sgradevole e un odore persistente. L'osmosi inversa rimuove efficacemente il cloro e i suoi sottoprodotti, migliorando significativamente il sapore dell'acqua. Anche altri composti organici che possono influire negativamente sul gusto vengono eliminati, rendendo l'acqua più pura e piacevole al palato.

Miglioramento del Gusto di Bevande e Cibi

- **Tè e Caffè**: L'acqua pura esalta i sapori naturali di tè e caffè, permettendo di apprezzare al meglio le sfumature aromatiche delle bevande.

- **Cottura dei Cibi**: L'utilizzo di acqua purificata può migliorare il gusto di zuppe, brodi e altri cibi preparati con l'acqua, eliminando eventuali sapori indesiderati derivanti dai contaminanti.

Impatto sulla Qualità della Vita

L'acqua di buona qualità è essenziale non solo per la salute fisica, ma anche per il benessere emotivo. Un'acqua che ha un buon sapore incoraggia un maggiore consumo, favorendo l'idratazione adeguata, fondamentale per mantenere energia e vitalità durante la giornata.

Conclusione del Capitolo 2

Gli impianti ad osmosi inversa offrono una soluzione eccellente per ottenere acqua di alta qualità direttamente dal rubinetto di casa. La purezza dell'acqua, i benefici per la salute e il miglioramento del gusto e dell'odore fanno di questa tecnologia un investimento prezioso per ogni famiglia. Nei capitoli successivi, esploreremo i vantaggi economici e ambientali di questi impianti, nonché le procedure di installazione e manutenzione, per fornire una panoramica completa delle potenzialità degli impianti ad osmosi inversa.

Capitolo 3: Vantaggi Economici e Ambientali

3.1 Risparmio Economico

Gli impianti ad osmosi inversa rappresentano un investimento iniziale che può portare a significativi risparmi economici nel lungo termine. L'adozione di questa tecnologia offre molteplici vantaggi finanziari, che esamineremo in dettaglio in questo capitolo.

Riduzione dell'Acquisto di Acqua in Bottiglia

Uno dei costi più evidenti associati all'acqua potabile è l'acquisto di acqua in bottiglia. Le famiglie che utilizzano acqua in bottiglia per evitare contaminanti presenti nell'acqua del rubinetto possono spendere notevoli somme ogni anno. Un impianto ad osmosi inversa offre un'alternativa economica:

- **Costo per Litro**: L'acqua prodotta da un impianto ad osmosi inversa ha un costo per litro significativamente inferiore rispetto all'acqua in bottiglia, rendendola una scelta più conveniente nel lungo termine.

- **Eliminazione dei Costi di Trasporto e Stoccaggio**: Acquistare acqua in bottiglia comporta non solo il costo del prodotto, ma anche spese di trasporto e problemi di stoccaggio. Un impianto domestico elimina questi costi, fornendo acqua pulita direttamente dal rubinetto.

Prolungamento della Vita degli Elettrodomestici

L'acqua dura, ricca di minerali come calcio e magnesio, può causare incrostazioni e danneggiare elettrodomestici come lavastoviglie, lavatrici e scaldabagni. L'uso di acqua purificata tramite osmosi inversa può prolungare la vita di questi apparecchi:

- **Meno Riparazioni e Sostituzioni**: La riduzione delle incrostazioni minerali significa meno guasti e una maggiore durata degli elettrodomestici, con conseguente risparmio sui costi di manutenzione e sostituzione.
- **Migliore Efficienza Energetica**: Elettrodomestici che utilizzano acqua pulita funzionano in modo più efficiente, riducendo i consumi energetici e, quindi, le bollette dell'energia.

Riduzione delle Spese Mediche

Un'acqua più pura e sicura contribuisce a una migliore salute generale, riducendo il rischio di malattie legate all'acqua contaminata. Questo può tradursi in una diminuzione delle spese mediche:

- **Meno Visite Mediche e Farmaci**: Meno infezioni gastrointestinali e altre malattie legate all'acqua possono ridurre la necessità di visite mediche e farmaci, con un risparmio significativo sui costi sanitari.
- **Prevenzione di Malattie Croniche**: L'uso di acqua

pulita aiuta a prevenire l'esposizione a sostanze chimiche e metalli pesanti, riducendo il rischio di malattie croniche che comportano costi elevati per cure a lungo termine.

3.2 Riduzione dell'Impatto Ambientale

Oltre ai vantaggi economici, l'adozione di impianti ad osmosi inversa ha un impatto positivo sull'ambiente, contribuendo a una gestione più sostenibile delle risorse idriche e riducendo l'inquinamento.

Riduzione dei Rifiuti di Plastica

L'acquisto di acqua in bottiglia genera una quantità significativa di rifiuti di plastica. Gli impianti ad osmosi inversa offrono un'alternativa ecologica:

- **Meno Bottiglie di Plastica nei Rifiuti**: L'utilizzo di acqua purificata dal rubinetto riduce drasticamente il numero di bottiglie di plastica che finiscono nelle discariche e negli oceani, contribuendo a ridurre l'inquinamento ambientale.
- **Impatto sui Processi di Riciclaggio**: Anche se molte bottiglie di plastica vengono

riciclate, il processo di riciclaggio stesso richiede energia e risorse. Riducendo la produzione e l'uso di plastica, si diminuisce la domanda di riciclaggio e si risparmiano risorse.

Conservazione delle Risorse Idriche

Gli impianti ad osmosi inversa sono efficienti nel trattamento dell'acqua, contribuendo alla conservazione delle risorse idriche:

- **Efficienza nella Purificazione**: L'osmosi inversa è uno dei metodi più efficienti per purificare l'acqua, garantendo un uso ottimale delle risorse idriche disponibili.

- **Riduzione del Prelievo di Acqua**: L'utilizzo di acqua purificata direttamente dal rubinetto riduce la dipendenza dalle risorse idriche imbottigliate, che spesso comportano un elevato prelievo di acqua dalle fonti naturali.

Diminuzione delle Emissioni di Carbonio

La produzione e il trasporto di acqua in bottiglia hanno un significativo impatto ambientale in termini di emissioni di carbonio. Gli impianti ad osmosi inversa contribuiscono a ridurre questo impatto:

- **Meno Trasporto di Acqua**: Riducendo la necessità di trasportare acqua in bottiglia su lunghe distanze, si diminuiscono le emissioni di CO_2 associate ai veicoli di trasporto.

- **Produzione Locale e Sostenibile**: La purificazione dell'acqua a livello locale, direttamente nelle abitazioni, elimina i processi industriali di imbottigliamento e distribuzione, riducendo ulteriormente l'impronta di carbonio.

Conclusione del Capitolo 3

Gli impianti ad osmosi inversa non solo migliorano la qualità dell'acqua, ma offrono anche notevoli vantaggi economici e ambientali. Riducendo i costi legati all'acquisto di acqua in bottiglia, prolungando la vita degli elettrodomestici e diminuendo le spese mediche, questi impianti rappresentano un investimento intelligente per le famiglie. Inoltre, l'impatto positivo sull'ambiente, attraverso la riduzione dei rifiuti di plastica, la conservazione delle risorse idriche e la diminuzione delle emissioni di carbonio, rende l'osmosi inversa una scelta sostenibile per un futuro migliore. Nel prossimo capitolo, esploreremo i dettagli dell'installazione e della manutenzione degli impianti ad osmosi inversa, offrendo una guida pratica per chi desidera adottare questa tecnologia nella propria casa.

Capitolo 4: Installazione e Manutenzione

4.1 Installazione Semplice

Gli impianti ad osmosi inversa sono progettati per essere relativamente semplici da installare, rendendoli accessibili anche a chi non ha particolare esperienza in lavori idraulici. In questo capitolo, forniremo una guida dettagliata su come installare un impianto ad osmosi inversa nella propria abitazione.

Preparazione all'Installazione

Prima di procedere all'installazione, è importante preparare tutto il necessario e avere una comprensione chiara del processo:

- **Scelta della Posizione**: Identificare il luogo più adatto per l'installazione del sistema. Generalmente, gli impianti ad osmosi inversa vengono installati sotto il lavello della cucina, dove sono facilmente accessibili e possono essere collegati direttamente alla rete idrica.
- **Raccolta degli Strumenti Necessari**: Gli strumenti di

base necessari includono un trapano, cacciaviti, chiavi inglesi, tagliatubi, nastro sigillante per tubi e un secchio per raccogliere eventuali perdite d'acqua.

- **Lettura del Manuale di Istruzioni**: Ogni modello di impianto può avere specifiche leggermente diverse. Leggere attentamente il manuale di istruzioni fornito dal produttore è fondamentale per assicurare una corretta installazione.

Procedura di Installazione

L'installazione di un impianto ad osmosi inversa può essere suddivisa in diversi passaggi chiave:

1. **Installazione del Rubinetto Dedicato**: La maggior parte dei sistemi ad osmosi inversa include un rubinetto separato per l'acqua purificata. Forare il lavello o il piano di lavoro della cucina per montare il rubinetto in una posizione comoda.

2. **Connessione alla Rete Idrica**: Collegare il sistema

ad osmosi inversa alla linea di alimentazione dell'acqua fredda utilizzando una valvola di adattamento. Assicurarsi che le connessioni siano ben sigillate per evitare perdite.

3. **Installazione dei Pre-Filtri**: Montare i filtri a sedimenti e a carbone attivo nel loro alloggiamento. Questi filtri devono essere collegati in serie, secondo le istruzioni del produttore, per garantire una corretta pre-filtrazione dell'acqua.

4. **Collegamento della Membrana Osmotica**:

Inserire la membrana semipermeabile nel suo alloggiamento e collegare le tubazioni necessarie. La membrana è il componente più critico del sistema e deve essere maneggiata con cura.

5. **Connessione del Serbatoio di Accumulo**: Collegare il serbatoio di accumulo al sistema. Questo serbatoio immagazzina l'acqua purificata pronta per l'uso. Assicurarsi che la valvola di uscita del serbatoio sia chiusa durante l'installazione.

6. **Installazione del Post-Filtro**: Montare il filtro a

carbone attivo post-osmosi, che serve a migliorare ulteriormente il sapore dell'acqua e rimuovere eventuali tracce di contaminanti residui.

7. **Collegamenti Finali**: Verificare che tutte le tubazioni e i collegamenti siano ben fissati. Aprire gradualmente l'alimentazione dell'acqua e controllare eventuali perdite.

Verifica e Primo Utilizzo

Dopo aver completato l'installazione, è importante

verificare il corretto funzionamento del sistema:

- **Controllo delle Perdite**: Ispezionare tutte le connessioni per assicurarsi che non ci siano perdite. Eventuali gocciolamenti devono essere risolti immediatamente per evitare danni.

- **Risciacquo Iniziale**: Aprire il rubinetto dell'acqua purificata e lasciare scorrere l'acqua per circa 5-10 minuti. Questo serve a risciacquare il sistema e a eliminare eventuali residui di produzione.

- **Test dell'Acqua**: Utilizzare un kit di test per acqua per verificare la qualità dell'acqua purificata. Controllare parametri come la durezza, il pH e la presenza di contaminanti per assicurarsi che il sistema funzioni correttamente.

4.2 Manutenzione Minima

Una corretta manutenzione è essenziale per garantire che il sistema ad osmosi inversa funzioni in modo efficiente e duri a lungo. Fortunatamente, la manutenzione richiesta è relativamente semplice e può essere eseguita facilmente.

Sostituzione dei Filtri

I filtri del sistema ad osmosi inversa devono essere sostituiti regolarmente per mantenere la qualità dell'acqua:

- **Pre-Filtri**: I filtri a sedimenti e a carbone attivo devono essere sostituiti ogni 6-12 mesi, a seconda della qualità dell'acqua di ingresso e dell'uso del sistema. Questi filtri proteggono la membrana osmotica da contaminanti e cloro, prolungandone la vita.
- **Membrana Osmotica**: La membrana semipermeabile ha una durata di 2-3 anni. La sostituzione tempestiva della

membrana è cruciale per mantenere l'efficacia del sistema di purificazione.

- **Post-Filtro a Carbone**: Anche il post-filtro a carbone attivo deve essere sostituito ogni 12 mesi. Questo filtro finale assicura che l'acqua abbia un buon sapore e sia priva di odori sgradevoli.

Pulizia del Serbatoio di Accumulo

Il serbatoio di accumulo deve essere pulito periodicamente per prevenire l'accumulo di batteri e altri contaminanti:

- **Svuotamento e Disinfezione**: Ogni 6-12

mesi, svuotare completamente il serbatoio e pulirlo con una soluzione disinfettante. Risciacquare accuratamente prima di rimetterlo in uso.

Verifica delle Connessioni e delle Tubazioni

Le connessioni e le tubazioni del sistema devono essere ispezionate regolarmente per assicurarsi che siano integre e ben sigillate:

- **Controllo Visivo**: Verificare periodicamente che non ci siano perdite o segni di usura nelle tubazioni e nei collegamenti. Eventuali problemi devono essere risolti immediatamente.

- **Sostituzione di Parti Usurate**: Parti come valvole, guarnizioni e tubi possono usurarsi nel tempo. La sostituzione tempestiva di questi componenti è essenziale per mantenere il sistema in buone condizioni operative.

Manutenzione Professionale

Sebbene la maggior parte delle operazioni di manutenzione possa essere eseguita autonomamente, è consigliabile programmare una manutenzione professionale annuale:

- **Ispezione Completa**: Un tecnico qualificato può eseguire un'ispezione completa del sistema, verificando il corretto funzionamento di tutti i componenti e risolvendo eventuali problemi.
- **Test di Qualità dell'Acqua**: Il tecnico può effettuare test avanzati per valutare la qualità dell'acqua e assicurarsi che il sistema funzioni al massimo delle sue capacità.

Conclusione del Capitolo 4

L'installazione e la manutenzione degli impianti ad osmosi inversa sono processi relativamente semplici che possono essere gestiti con un minimo di preparazione e attenzione. Seguendo le linee guida fornite, è possibile garantire che il sistema fornisca acqua pura e sicura per molti anni. Nei prossimi capitoli, esploreremo testimonianze e casi di successo di famiglie che hanno adottato questa tecnologia, offrendo ulteriori motivazioni per considerare l'installazione di un impianto ad osmosi inversa nella propria casa.

Capitolo 5: Testimonianze e Casi di Successo

5.1 Esperienze Positive delle Famiglie

L'adozione di impianti ad osmosi inversa in ambito domestico ha trasformato la vita di molte famiglie, migliorando la qualità dell'acqua e portando a notevoli benefici per la salute e il benessere generale. In questo capitolo, condivideremo alcune delle testimonianze più significative e i casi di successo di famiglie che hanno scelto questa tecnologia.

Testimonianze di Famiglie

La Famiglia Rossi: Un Risparmio Economico Notevole

La famiglia Rossi, composta da quattro persone, ha deciso di installare un impianto ad osmosi inversa per migliorare la qualità dell'acqua e ridurre i costi legati all'acquisto di acqua in bottiglia. Dopo sei mesi di utilizzo, la famiglia ha riscontrato:

- **Risparmio Annuale**: Una riduzione significativa della spesa per l'acquisto di acqua in bottiglia, con un risparmio stimato di circa 500 euro all'anno.

- **Migliore Qualità della Vita**: Grazie all'acqua purificata, la famiglia ha notato un miglioramento del gusto e dell'odore dell'acqua, oltre a benefici per la salute, come una riduzione delle irritazioni cutanee e una pelle più idratata.
- **Soddisfazione Complessiva**: La famiglia Rossi si è dichiarata estremamente soddisfatta dell'investimento, considerando l'impianto ad osmosi inversa come una delle migliori decisioni per la loro casa.

La Famiglia Bianchi: Un Miglioramento per la Salute

La famiglia Bianchi, con un neonato e una persona anziana a carico, ha installato un impianto ad osmosi inversa per garantire un'acqua più sicura e priva di contaminanti. Dopo un anno di utilizzo, hanno osservato:

- **Riduzione delle Malattie**: Un drastico calo delle infezioni gastrointestinali, specialmente nel neonato, e un miglioramento delle condizioni di salute dell'anziana nonna, che soffriva di problemi renali.
- **Maggiore Tranquillità**: La consapevolezza di fornire ai propri cari un'acqua sicura e pura ha ridotto l'ansia legata

alla qualità dell'acqua del rubinetto.

- **Benefici a Lungo Termine**: La famiglia Bianchi ha notato che il sistema ha migliorato anche la durata degli elettrodomestici, riducendo i costi di manutenzione e sostituzione.

5.2 Studi di Caso

Oltre alle testimonianze individuali, vari studi di caso dimostrano l'efficacia e i benefici degli impianti ad osmosi inversa su larga scala.

Caso di Studio: Il Comune di Montagna Verde

Il comune di Montagna Verde ha implementato un programma pilota per installare impianti ad osmosi inversa in tutte le abitazioni. I risultati del programma, dopo due anni, sono stati impressionanti:

- **Miglioramento della Salute Pubblica**: Una riduzione del 25% delle malattie legate all'acqua contaminata, come gastroenteriti e infezioni da parassiti.
- **Benefici Economici per i Residenti**: I residenti hanno risparmiato in media 300

euro all'anno per famiglia, grazie alla diminuzione dell'acquisto di acqua in bottiglia e alla riduzione dei costi medici.

- **Impatto Ambientale Positivo**: Il comune ha registrato una riduzione del 40% dei rifiuti di plastica, contribuendo significativamente alla sostenibilità ambientale.

Caso di Studio: La Scuola Primaria di San Benedetto

La scuola primaria di San Benedetto ha installato un impianto ad osmosi inversa per fornire acqua pulita agli studenti e al personale. Gli effetti positivi sono stati evidenti:

- **Migliore Idratazione**: Gli studenti hanno aumentato il consumo di acqua durante la giornata scolastica, migliorando la concentrazione e il rendimento scolastico.
- **Riduzione delle Assenze**: La scuola ha osservato una riduzione delle assenze dovute a malattie gastrointestinali, migliorando la continuità educativa.
- **Educazione alla Sostenibilità**: Il progetto ha permesso di sensibilizzare gli studenti sull'importanza della

purificazione dell'acqua e della riduzione dei rifiuti di plastica.

5.3 Contributi degli Esperti

Gli esperti del settore idrico e della salute pubblica concordano sull'efficacia e sui benefici degli impianti ad osmosi inversa. In questa sezione, riportiamo alcune delle opinioni più autorevoli.

Dr. Marco Verdi, Specialista in Salute Pubblica

"Gli impianti ad osmosi inversa rappresentano una soluzione eccellente per migliorare la qualità dell'acqua potabile a livello domestico. La capacità di rimuovere una vasta gamma di contaminanti, dai metalli pesanti ai microorganismi patogeni, li rende una scelta ideale per famiglie che desiderano proteggere la propria salute."

Prof.ssa Laura Bianchi, Esperta in Sostenibilità Ambientale

"Adottare tecnologie come l'osmosi inversa non solo migliora la salute umana, ma ha anche un impatto positivo sull'ambiente. Ridurre la dipendenza dall'acqua in bottiglia significa meno rifiuti di plastica e una minore impronta di carbonio associata al trasporto e alla produzione di bottiglie."

Ing. Roberto Neri, Specialista in Tecnologie Idriche

"L'installazione di impianti ad osmosi inversa è una delle soluzioni più efficaci e sostenibili per garantire acqua pulita e sicura nelle case. La manutenzione semplice e i costi di esercizio ridotti rendono questa tecnologia accessibile e conveniente per la maggior parte delle famiglie."

Conclusione del Capitolo 5

Le testimonianze delle famiglie, i casi di studio e i contributi degli esperti evidenziano chiaramente i numerosi vantaggi degli impianti ad osmosi inversa. Questi sistemi non solo migliorano la qualità dell'acqua potabile, ma portano anche significativi benefici economici e ambientali.

L'adozione di questa tecnologia rappresenta un investimento intelligente per la salute e il benessere delle famiglie, offrendo una soluzione sostenibile e accessibile per il futuro. Nel prossimo capitolo, esploreremo le tendenze future e le innovazioni nel campo dell'osmosi inversa, fornendo uno sguardo su come questa tecnologia potrebbe evolversi e migliorare ulteriormente nei prossimi anni.

Epilogo: Verso un Futuro di Acqua Pura e Salute

L'osmosi inversa ha rivoluzionato la nostra percezione dell'acqua potabile, trasformando il modo in cui proteggiamo la salute nostra e dei nostri cari. Concludiamo questo viaggio attraverso il mondo degli impianti ad osmosi inversa con una riflessione sul futuro della purificazione dell'acqua e il ruolo che ognuno di noi può svolgere per garantire un accesso universale a acqua pura e sicura.

Sostenibilità Ambientale e Consapevolezza

In un'epoca in cui la sostenibilità ambientale è diventata una priorità globale, è essenziale considerare l'impatto delle nostre scelte quotidiane sull'ambiente. Ridurre l'uso di bottiglie di plastica e optare per soluzioni come gli impianti ad osmosi inversa non solo preserva le risorse naturali, ma contribuisce anche a ridurre l'inquinamento causato dai rifiuti plastici.

Innovazioni Tecnologiche e Accessibilità

L'avanzamento delle tecnologie di purificazione dell'acqua continuerà a rendere gli impianti ad osmosi inversa sempre più efficienti ed economicamente accessibili. Con l'introduzione di soluzioni innovative e convenienti, come sistemi compatibili con dispositivi smart e opzioni di noleggio flessibili, sempre più famiglie potranno beneficiare dell'acqua purificata direttamente a casa loro.

Educazione e Consapevolezza della Salute

La consapevolezza della salute e del benessere continuerà a guidare la domanda di acqua di alta qualità. Educare le persone sui benefici per la salute dell'acqua purificata e sull'importanza della corretta idratazione può contribuire a promuovere stili di vita più sani e prevenire malattie legate all'acqua contaminata.

Un Impegno Continuo per l'Acqua Pura

Mentre chiudiamo questo capitolo, incoraggiamo ciascuno

di voi a continuare il vostro viaggio verso l'acqua pura e la salute. Che si tratti di installare un impianto ad osmosi inversa nella vostra casa, educare gli altri sull'importanza della purificazione dell'acqua, o sostenere progetti che portino acqua potabile alle comunità bisognose, ogni azione conta.

Grazie per Aver Viaggiato con Noi

Desideriamo ringraziarvi per averci accompagnato in questo viaggio attraverso il mondo degli impianti ad osmosi inversa. Speriamo che le informazioni e le ispirazioni condivise in queste pagine vi abbiano aiutato a fare scelte consapevoli per il vostro benessere e per quello del pianeta. Che il futuro ci porti verso un mondo in cui l'acqua pura sia un diritto fondamentale per tutti. Continuate a bere e a vivere con consapevolezza, perché ogni goccia conta.

Con Acqua Pura, verso un Futuro Radioso

Firmato, *Roberto Venditti*

Per info: info.impianti.osmosi@gmail.com

Bonus: Consigli Utili e Risposte alle Domande Frequenti

A.1 Consigli Utili per Massimizzare l'Efficienza del Tuo Impianto

L'installazione di un impianto ad osmosi inversa è solo il primo passo per godere di acqua pulita e sicura. Ecco alcuni consigli per massimizzare l'efficienza e la durata del tuo sistema:

Monitoraggio Regolare della Qualità dell'Acqua

- **Test Periodici**: Utilizza un kit di test per acqua almeno una volta al mese per monitorare parametri come il pH, la durezza e la presenza di contaminanti. Questo ti aiuterà a rilevare eventuali problemi prima che diventino gravi.
- **Osservazione Visiva**: Controlla regolarmente il colore e l'odore dell'acqua. Cambiamenti significativi potrebbero indicare la necessità di manutenzione o sostituzione dei filtri.

Manutenzione Preventiva

- **Sostituzione Tempestiva dei Filtri**: Non aspettare che i filtri siano completamente intasati. Sostituiscili secondo le raccomandazioni del produttore per garantire una filtrazione efficace.

- **Pulizia Periodica del Sistema**: Oltre alla sostituzione dei filtri, pulisci regolarmente l'interno del sistema e le tubazioni per prevenire l'accumulo di batteri e altre impurità.

Utilizzo Consapevole

- **Risparmio Idrico**: Sebbene l'osmosi inversa sia un metodo efficiente, consuma una certa quantità di acqua durante il processo di filtrazione. Utilizza l'acqua di scarico per innaffiare le piante o altre attività non potabili.
- **Consumo Responsabile**: Bevi l'acqua purificata in modo consapevole, evitando sprechi e utilizzandola principalmente per il consumo diretto e la preparazione di alimenti e bevande.

A.2 Risposte alle Domande Frequenti (FAQ)

1. Quanto tempo ci vuole per installare un impianto ad osmosi inversa?

L'installazione di un impianto ad osmosi inversa può richiedere da 2 a 4 ore, a seconda del modello e dell'esperienza dell'installatore. Seguire attentamente le istruzioni del produttore può aiutare a rendere il processo più veloce e senza problemi.

2. Quanto costa installare un impianto ad osmosi inversa?

Il costo dell'installazione di un impianto ad osmosi inversa varia in base al modello e alla complessità del sistema. In media, l'acquisto di un buon sistema può variare tra 200 e 500 euro, con costi aggiuntivi per l'installazione professionale, se necessaria.

3. L'acqua prodotta dall'osmosi inversa è completamente priva di minerali?

L'acqua prodotta dall'osmosi inversa è molto pura e ha una quantità ridotta di minerali.

Tuttavia, alcuni sistemi sono dotati di remineralizzatori, che aggiungono una piccola quantità di minerali benefici come calcio e magnesio per migliorare il gusto e i benefici per la salute.

4. Gli impianti ad osmosi inversa richiedono elettricità?

La maggior parte degli impianti ad osmosi inversa domestici non richiede elettricità, poiché utilizzano la pressione dell'acqua della rete idrica. Tuttavia, alcuni modelli avanzati con funzioni aggiuntive come pompe booster possono necessitare di alimentazione elettrica.

5. Come posso smaltire i filtri usati?

I filtri usati devono essere smaltiti secondo le normative locali sui rifiuti. La maggior parte dei filtri può essere smaltita nei rifiuti solidi domestici, ma è sempre una buona pratica verificare le linee guida del produttore e le normative locali per il corretto smaltimento.

6. Gli impianti ad osmosi inversa possono essere utilizzati in case con pozzi privati?

Sì, gli impianti ad osmosi inversa sono efficaci anche per purificare l'acqua di pozzo. Tuttavia, è consigliabile effettuare un'analisi preliminare dell'acqua del pozzo per determinare la necessità di pretrattamenti specifici, come la rimozione del ferro o del manganese, prima di passare attraverso il sistema ad osmosi inversa.

Conclusione del Bonus

L'adozione di un impianto ad osmosi inversa può migliorare significativamente la qualità dell'acqua e il benessere generale della tua famiglia. Con la corretta installazione, manutenzione e utilizzo consapevole, puoi massimizzare i benefici di questa tecnologia avanzata. Speriamo che questi consigli e risposte alle domande frequenti ti aiutino a sfruttare al meglio il tuo sistema di osmosi inversa, garantendo acqua pura e sicura per te e i tuoi cari.